DE LA

LUXATION EN ARRIÈRE

DE LA

PHALANGETTE DU POUCE

PAR

Le Docteur H[te] BARADUC

Ancien interne des hôpitaux civils de Paris, Membre de la Société anatomique,
Chevalier de la Légion d'honneur.

PARIS

LIBRAIRIE DE J.-B. BAILLIÈRE et FILS

19, rue Hautefeuille, près du boulevard St-Germain.

1872

DE LA

LUXATION EN ARRIÈRE

DE LA

PHALANGETTE DU POUCE

PAR

LE DOCTEUR H^{te} BARADUC

Ancien interne des hôpitaux civils de Paris, Membre de la Société anatomique,
Chevalier de la Légion d'honneur.

PARIS

LIBRAIRIE DE J.-B. BAILLIÈRE ET FILS

19, rue Hautefeuille, près du boulevard St-Germain,

1872

DE LA LUXATION EN ARRIÈRE

DE LA

PHALANGETTE DU POUCE

La luxation en arrière de la phalangette du pouce a été assez rarement observée par les anciens auteurs; car la plupart d'entre eux ne parlent que d'une manière générale de la luxation de la phalangette des doigts.

— Bell prétend que la mobilité dont les os des doigts et du pouce jouissent est la principale cause qui rend leur luxation moins fréquente que celles d'autres os plus solidement unis entre eux.

— Delpech ne parle que de la possibilité des luxations des doigts; cet auteur semble n'avoir pas eu occasion d'observer la luxation de la troisième phalange du pouce.

— Boyer décrit avec soin les luxations des doigts dont il rattache la fréquence relative à la configuration des surfaces articulaires : il rejette la possibilité des luxations latérales et il admet que la luxation en arrière est la plus facile et celle qu'on observe le plus fréquemment; elle peut arriver à tous les doigts, cependant le pouce est celui où elle a lieu le plus ordinairement. Il semble n'être question, dans ce passage de Boyer, que de la luxation de la première phalange du pouce.

— Bérard (Auguste) considère les luxations de la dernière phalange des doigts comme étant plus rares que celles des autres phalanges : — cela est particulièrement remarquable pour le pouce dont la première phalange se luxe si facilement sur l'os du métacarpe que, deux fois, j'ai vu et réduit avec facilité cette luxation en arrière, produite, chez le même individu, du côté gauche, à la suite d'un coup de poing trop généreusement appliqué.

— Sanson attribue l'extrême rareté des luxations de la troisième phalange des doigts au peu de prise que cet os offre à l'action des corps extérieurs. — L'absence d'une seconde phalange dans le pouce me paraît être une cause de la plus grande fréquence relative de la luxation de la phalangette de ce doigt, que de celle des autres phalangettes : tout l'effort de la cause productrice de la luxation devant s'épuiser dans le pouce, sur deux articulations seulement, au lieu de se répartir sur trois articulations, comme dans les autres doigts. Certainement aussi l'opposition que le pouce fait aux autres doigts ou qu'il supporte de leur part; son isolement, alors que leur connexion rend plus parfaite leur solidarité mutuelle et leur simultanéité d'action dans la résistance, sont des causes de la fréquence plus grande de la luxation de la phalangette du pouce que de celle des autres phalangettes.

Sanson pense que la luxation de la phalangette en arrière est incomparablement la plus fréquente de toutes et qu'on l'observe beaucoup plus souvent au pouce qu'aux autres doigts. Au siége près, dit cet auteur, les symptômes en sont les mêmes que ceux des luxations en arrière des deuxième et première phalanges. Selon ce même chirurgien, la luxation de la phalangette du pouce, malgré une prompte réduction, est assez souvent accompagnée ou suivie d'accidents graves : deux fois il a vu la luxation en arrière du pouce, quoique réduite au bout de vingt-quatre heures, être suivie de la gangrène de ce doigt: gangrène qui, dans l'un des cas, s'est étendue à tout l'avant-bras; et dans l'autre cas, a déterminé l'invasion du tétanos auquel le malade a succombé.

Tous les chirurgiens qui ont écrit sur ce sujet, s'accordent à reconnaître que la luxation en arrière de la troisième phalange du pouce est la plus fréquente. Cela s'explique par cette circonstance que, plus que les autres doigts, le pouce est exposé à l'action des causes capables de produire cette luxation : soit que le bout du doigt soit pris dans une porte, soit qu'il ait à supporter le poids du corps dans une chute, soit enfin que la luxation soit produite sous l'influence d'un choc ou d'un effort d'adduction forcée du bras, la phalangette ne pouvant suivre le mouvement.

Après avoir reproduit les opinions de Boyer, Sanson, Bérard, M. Vidal propose pour la réduction de la luxation des phalanges un moyen qu'il désigne sous le nom de *procédé de la clef*, moyen employé aussi par Jousset. Ce procédé peut être utile dans la réduction de la luxation des premières phalanges; mais il ne saurait être appliqué aux cas de luxation de la phalangette ; cet os, formant un angle presque droit avec la première phalange, ne fournirait aucun point d'appui par sa surface articulaire ; mieux vaut le ruban de Cooper ou le nœud coulant de Bérard, en ayant le soin d'envelopper l'extrémité du doigt avec un emplâtre agglutinatif pour protéger la phalangette et avoir plus de prise sur elle.

L'extrémité du doigt ainsi saisie, on doit tirer très-légèrement dans la direction accidentelle de la phalangette, non pour dégager ses aspérités de celles de la première phalange ainsi que le conseille Malgaigne, mais pour éviter un frottement trop rude en faisant glisser, de haut en bas et d'arrière en avant, la phalangette dans l'axe de la première phalange. Malheureusement il est rare que ce résultat soit aussi facilement obtenu ; aussi la plupart des auteurs considèrent le pronostic de cette luxation comme assez grave.—Malgaigne, cependant, pense que le pronostic de la luxation, compliquée de plaie, est loin d'être fixé, eu égard au petit nombre d'observations connues. — Sanson en regarde la réduction comme difficile en général, et devenant promptement impossible.—Dupuytren n'obtint, dans un cas, la réduction qu'après de longues et douloureuses tentatives. L'un de ses blessés fut pris d'une inflammation à la jointure, qui passa à l'état chronique.—Roux n'ayant pu réduire pratiqua l'amputation : l'inflammation gagna la main, l'avant-bras, et la mort enleva le malade trente-quatre jours après l'opération. — Gooch, Bobe-Moreau, Thierry, Norris, cités par Malgaigne, ont été obligés de pratiquer la résection de la phalange. — Norris parle également d'un cas de gangrène et d'un autre cas de tétanos.
—Samuel Cooper perdit aussi un malade huit jours après une réduction. — Astley Cooper pense que, dans les luxa-

tions compliquées, le mieux est de réséquer la phalange.
—Barbazon, dans un cas de luxation en arrière, s'est em-
pressé de pratiquer l'amputation par crainte du tétanos.
— Malgaigne blâme cette pratique; et, selon ce chirurgien,
dans les luxations simples et récentes, la réduction serait
généralement obtenue sans difficulté, les suites en seraient heureuses ; mais il n'en est point ainsi lorsque la
luxation date de vingt-quatre heures ou davantage ;
alors la réduction est moins facile, quelquefois même
impossible, ou suivie d'accidents. — Monteggia a vu sur-
venir après la réduction une inflammation phlegmoneuse
avec suppuration. —A la suite de la résection de la phalange, M. Nélaton eut à combattre une forte inflammation, suivie d'une suppuration abondante. —La résection
pratiquée par Norris fut, il est vrai, suivie de cicatrisa-
tion au bout de trente-cinq jours ; le fléchisseur, demeuré
intact, dit l'auteur, imprimait un peu de mouvement à
la phalangette . — Je conçois difficilement la formation
d'une luxation en arrière compliquée de plaie, et néces-
sitant la résection, c'est-à-dire avec sortie de la tête de
la première phalange, sans que le tendon du fléchisseur
soit plus ou moins déchiré, s'il ne l'est complétement ;
à moins que la luxation ne se soit effectuée en arrière
et en dehors, ou en arrière et en dedans, c'est-à-dire à
moins qu'elle ne soit postéro-latérale. Alors seulement,
le tendon du fléchisseur peut glisser sur la tête de la
phalange supérieure sans être entièrement déchiré. On
cite, il est vrai, un exemple de luxation en arrière avec
pincement du tendon fléchisseur entre les deux phalanges ; mais c'est un cas tout exceptionnel et qui a dû se
produire pendant un relâchement forcé du tendon flé-

chisseur, soit pendant la flexion du poignet sur l'avant-
bras, soit pendant la flexion de l'avant-bras sur le poignet.

Follin et Duplay pensent, avec Malgaigne, qu'il faut
toujours tenter la réduction des luxations compliquées
de la phalangette du pouce, sauf, après réduction, à
traiter la plaie comme toute autre plaie pénétrante articulaire.—M. Nélaton partage cette opinion lorsqu'il conseille de ne recourir à la résection que lorsque les moyens
de réduction ont échoué. — Je ne crois pas qu'il y ait lieu
de comparer *toute plaie articulaire* à une plaie articulaire
du pouce produite par arrachement, déchirure ou écrasement, et à laquelle on fait subir des tiraillements de
toute sorte pour obtenir une réduction ; en dehors des
articulations des ortoils et des doigts, il n'est pas une
seule articulation que l'on puisse comparer avec justesse
à l'articulation des phalanges du pouce, au point de vue
de la richesse des éléments nerveux et de la puissance
des ligaments, eu égard au peu de volume des os. Aussi,
bien loin de faire de pareilles tentatives, Astley Cooper
conseillait-il d'employer *tout d'abord* la résection pour
prévenir le développement des accidents.

Lorsqu'on réfléchit à la divergence, je dirais même à
l'opposition qui existe entre les opinions émises par les
auteurs, on est porté à conclure, avec Malgaigne, que la
rareté des luxations en arrière, avec complication de
plaie, n'a permis à aucun chirurgien d'établir des préceptes généraux capables de servir de guides dans des
cas à peu près identiques. Est-ce à la rareté des luxations
de cette nature, est-ce à l'incertitude qui existe sur la
cause réelle qui porte obstacle à la réduction, qu'il faut

attribuer cette absence de préceptes qui, en présence de faits nouveaux, laisse le chirurgien dans l'indécision ?

Notons, en passant, que, de l'ensemble des faits connus, il ressort ceci : les accidents, survenus soit après la réduction, soit après la résection, sont le plus ordinairement occasionnés par les manœuvres et les tiraillements plus ou moins prolongés que l'on a exercés sur l'articulation pendant les efforts de réduction ; ou par les désordres déterminés, par la cause productrice de la luxation, sur des tissus qu'elle a dû lacérer.

Dans l'étude des causes qui font obstacle à la réduction de la luxation en arrière de la phalangette du pouce, non compliquée de plaie, on voit le plus ordinairement qu'il y a déplacement de cet os sans rupture, mais avec distension forcée des ligaments latéraux. Ces ligaments, après avoir cédé un instant et s'être laissé distendre sous l'effort qui détermine la luxation, reviennent sur eux-mêmes, se resserrent en vertu de leur élasticité et appliquent, avec force, l'articulation de la phalangette luxée sur la face dorsale de la première phalange, et l'y maintiennent avec assez de puissance pour opposer un très-grand obstacle à la réduction. Dans un cas semblable, M. Huguier, après avoir opéré la section sous-cutanée des ligaments latéraux, obtint assez facilement la réduction.

Mais, lorsqu'il existe une plaie au travers de laquelle la tête de la première phalange du pouce s'est fait jour ; lorsque le tendon du fléchisseur laisse à nu les condyles de cet os, et que l'on voit le col ; lorsque les tubérosités de la première phalange sont entièrement dépourvues des plus petites traces des ligaments latéraux et de la capsule,

1.

quelle peut être la cause qui s'oppose encore à la réduction de la luxation, ou qui rend cette réduction si difficile ? — Là est le nœud de la question.

Voyons comment les choses se passent. La luxation en arrière est opérée ; la phalangette est plantée de champ sur le dos de la première phalange. La peau de la région dorsale du pouce est intacte et fortement plissée dans l'angle rentrant que forment la phalangette et la première phalange. Sur la face palmaire du doigt, la peau est déchirée dans l'étendue d'un tiers de la circonférence de cet organe, les ligaments, la capsule, le tendon du fléchisseur, tout est rompu. Que reste-t-il donc autour de cette articulation?—Le tendon du muscle long extenseur, plus la peau dans les deux tiers postérieurs de la circonférence du doigt;—mais le tendon du long extenseur ne peut en rien s'opposer à la réduction; car, au lieu d'être tendu, il est ondulé par suite du raccourcissement accidentel de la distance qui existe entre le bord dorsal de la surface articulaire de la phalangette luxée et l'extrémité supérieure de la première phalange. Tous les efforts de contraction du long extenseur viennent, dans ce cas, s'épuiser sur l'expansion aponévrotique de ce muscle (qui renforce la capsule métacarpo-phalangienne), sans pouvoir se transmettre jusqu'à la phalangette elle-même.

Ce n'est donc point le tendon du long extenseur qui met obstacle à la réduction.

Reste la peau. — Mais lorsque la phalangette est renversée, presque à angle droit, sur le dos de la première phalange, cette phalangette fournit un point d'appui fixe à chacun des angles de la plaie ; elle en bride les lèvres, pendant que celles-ci sont encore distendues par toute l'épaisseur de la première phalange *herniée*. La plaie est comme *une boutonnière forcée par un trop gros bouton* et dont les lèvres serrent le col sans permettre à la tête de repasser ; c'est une cravate serrée autour du cou et ne permettant pas plus à la tête de franchir le cercle qu'elle forme, que les lèvres de la plaie, enserrant le col de la première phalange, ne permettent à la tête de cet os de repasser par la déchirure qu'il a opérée.—Il faut donc des efforts très-violents pour vaincre cette résistance opposée à la réduction par la distension de la lèvre supérieure de la plaie ; car les efforts modérés que l'on peut faire, en tirant sur la phalangette ainsi luxée, n'ont d'autre résultat que celui de serrer encore plus étroitement le col de la première phalange entre les lèvres de la boutonnière, c'est-à-dire entre les lèvres de la plaie.

Là, et rien que là, se trouve bien réellement la seule cause des difficultés que l'on éprouve à obtenir la réduction. Il faut presque une déchirure nouvelle pour parvenir à ce résultat; aussi ne doit-on pas s'étonner que des manœuvres aussi violentes soient souvent suivies d'accidents graves; et l'on comprendra facilement que si, par suite du temps écoulé depuis l'accident, il survient du gonflement, la réduction ne sera plus possible. Restent les conséquences des efforts tentés, qui ne tarderont pas à aggraver la situation.

C'est à l'étude des faits sur la nature morte, ainsi qu'à l'observation qui termine ce travail, que j'ai dû la notion rigoureuse du mécanisme que j'ai exposé plus haut, et la connaissance des obstacles réels qui s'opposent à la réduction. Quant aux aspérités articulaires que Malgaigne considère comme l'une des causes de la difficulté, elles

n'ont qu'une bien faible valeur relative, et ne se ratta-
chent à la question que comme un petit effet de détail à
une grande cause générale. Cette cause générale, uni-
que dans la luxation en arrière de la phalangette avec
plaie et déchirure du tendon fléchisseur, de la capsule,
des ligaments latéraux, *c'est le bridement du col de la première phalange par la lèvre supérieure de la plaie*, en même
temps que la distension de cette lèvre est exagérée par
la présence de l'os qui agit sur la plaie à la manière d'un
coin.

C'est donc cette lèvre supérieure de la plaie, qui oppose de si grands obstacles à la réduction, qui résiste
aux efforts violents que l'on pratique, et auxquels succè-
dent les accidents qui en sont la conséquence rapide et
souvent si fatale. — La preuve? — Elle résulte des faits
exposés ; mais il reste une autre preuve essentiellement
concluante : *débridez la lèvre supérieure et la réduction
sera facile.*

Débrider et réduire est une manière de procéder,
dans la luxation en arrière de la phalangette du pouce,
qui se présente si naturellement à l'esprit, que je suis
vraiment surpris que, depuis longtemps déjà, on ne l'ait
pas mise en pratique. Je me crois donc autorisé à pro-
poser l'aphorisme suivant : *point d'efforts, point de vio-
lences dans les tentatives de réduction*, DÉBRIDEZ ;

1° Dans les cas de luxation en arrière de la phalangette
du pouce, sans plaie, débridez à la manière de M. Huguier, en faisant la section sous-cutanée des ligaments
latéraux, si la réduction résiste à des efforts modérés.

2° Dans les cas de luxation en arrière avec plaie, débridez la lèvre supérieure de la plaie, *coupez la cravate*

sur le col de la première phalange, de bas en haut, dans une étendue de 12 à 15 millimètres. La phalangette deviendra mobile et sera facilement ramenée dans sa position normale. On aura évité la résection sans donner plus de gravité à la plaie.

3° Débridez encore, dans le cas de luxation avec plaie, s'il existe beaucoup de gonflement ; puis, si la luxation date de plusieurs jours, si l'*organoplastie* des tissus fibreux sous-cutanés et cutanés ne permet pas la réduction, Réséquez.

Observation de luxation en arrière de la phalangette du pouce droit, plaie ; résection ; guérison.

Le 10 mai 1871, le sieur Trapenard (Louis), âgé de 35 ans, d'une belle et forte constitution, habitant et maire de Monboudif (Cantal), était assis sur un mur en pierres sèches, et causait avec l'un de ses amis, lorsque, soudain le mur s'écroulant, le sieur Trapenard fut précipité, en arrière et sur le côté droit, d'une hauteur de près de 2 mètres ; en même temps son ami roulait sur lui.

Dans cette chute, la main droite fut instinctivement portée en arrière, le bras tendu ; et ce fut dans cette position que le pouce droit eut à supporter, presque à lui seul, le poids et le choc de plus de 130 kilos, tombant de 2 mètres de hauteur sur un sol dur.

Le blessé ayant été obligé de franchir une distance de 8 à 9 kilomètres pour se rendre chez moi, je ne le vis que trois heures après l'accident.

Voici ce qui frappa aussitôt mes regards : gonflement de la main ; déformation du pouce : la phalangette est renversée en arrière ; elle reste appliquée, par sa surface articulaire, sur la face dorsale de la première phalange.

La tête de la phalange supérieure fait saillie à la face palmaire du pouce, au travers d'une plaie de 2 centimètres de longueur. La saillie de l'os est de 14 millimètres au-dessous de la lèvre supérieure de la plaie, et de 10 millimètres au-dessous de la lèvre inférieure qui se trouve masquée par la phalange elle-même. Gonflement de l'éminence thénar, couleur violacée de l'extrémité luxée et de l'ongle.

Au volume et à la couleur près, je ne saurais mieux rendre la physionomie du doigt, qu'en le comparant à une tête de capucin dont le capuchon serait rejeté en arrière : la phalange supérieure, lisse, sans trace autour de ses condyles du plus petit filament de capsule ou de ligament, représentait le col et la tête ; la phalangette, renversée en arrière, formant le capuchon.

La plaie est transversale, irrégulière, sa lèvre supérieure dessine le contour de la face palmaire de la phalange sur laquelle elle est fortement tendue. Cette lèvre est formée par la déchirure d'un épiderme blanc, dur et épais, sous lequel la peau est représentée par plusieurs petits mamelons rouges, saignants, de 3 à 4 millimètres d'épaisseur, et derrière lesquels on voit une ligne, d'un blanc nacré, irrégulière, formant au col de la phalange une collerette à dentelures très-fines, frangées de linéaments blancs, irréguliers eux-mêmes, et qu'il est facile de reconnaître pour des lambeaux du tendon du muscle fléchisseur, violemment arraché à la phalangette. Cette petite collerette ne fait point partie de la lèvre supérieure ; elle est accidentellement maintenue dans cette position par la pression que la lèvre supérieure exerce sur elle et sur la face palmaire de la phalange.

La douleur est légère, le malade la compare à une sensation de distension.

Les doigts et la paume de la main ne présentent aucune excoriation ni contusion ; il en est de même de la main gauche, ce qui me fait supposer que la chute a eu lieu en arrière et sur le côté droit et que tout le choc a été supporté par le pouce.

Après avoir fait quelques efforts de traction dans le sens de l'axe accidentel de la phalangette, pendant que j'imprimais un mouvement de flexion du poignet en arrière ; après avoir progressivement, mais toujours en vain, augmenté l'effort exercé, je demeure convaincu que des efforts plus longtemps prolongés seraient inutiles, ne feraient qu'aggraver l'état du blessé, et je me décide à pratiquer la résection.

Le malade est assis. Pendant que le Dr Claux maintient l'avant-bras et le poignet, je porte sur la face palmaire de la première phalange, un trait de scie obliquement dirigé de haut en bas et d'avant en arrière, et je détache ainsi l'extrémité inférieure de cet os dans une étendue de 10 millimètres sur sa face palmaire, et de 8 millimètres sur sa face dorsale. J'obtiens alors, à l'extrémité de la phalange réséquée, une surface oblique regardant la face palmaire ; puis, aussitôt et sans effort, je fais glisser la phalangette d'arrière en avant et de haut en bas ; en la faisant basculer sur la première phalange je la ramène dans l'axe du doigt. Sur ce nouveau point d'appui la phalangette occupe une position normale et la conserve bien.

La réduction étant opérée, la plaie se rétrécit ; elle se referme comme une boutonnière élastique privée de son bouton et ne présente plus qu'une solution de continuité de 2 centimètres de longueur, irrégulière, oblique, légèrement coudée à la réunion de son tiers externe avec le tiers moyen, et offrant à cet angle une largeur de 5 millimètres sur 4 de longueur, tandis que de chaque côté elle n'a que 2 millimètres de largeur.

Au niveau de cet angle, il semble que la pression des tissus, entre l'os et le sol dur, ait déterminé l'écrasement de ces tissus ; et que de chaque côté de l'angle, la sortie de l'os ait été opérée par déchirement de la peau. Une petite masse pulpeuse de tissus écrasés occupe toute l'étendue du coude formé par la plaie.

La bandelette nacrée a disparu ; on ne voit plus comme formant l'épaisseur de la lèvre supérieure que deux plans : l'un blanc grisâtre, formé par l'épaisseur de l'épiderme ; l'autre rouge, irrégulier, formé par le derme. La plaie est située obliquement, de dehors en dedans et de bas en haut, à 2 millimètres au-dessous du pli articulaire du côté interne ou cubital de la main, et à 4 ou 5 millimètres de ce pli, du côté externe ou radial. Cette différence de hauteur des deux extrémités de la plaie par rapport au pli articulaire, donne la mesure de l'obliquité de cette plaie.

Après avoir fait un pansement avec charpie et cérat, avoir placé sur le dos du pouce, ainsi que le fit une fois Malgaigne, une petite attelle mince, soutenue par quelques compresses et une bande, je soumets aussitôt la main du blessé à l'irrigation continue sous un filet d'eau froide.

Le lendemain , 11 mai , le pouls est plein et fort, 88 pulsations ; le visage est fortement coloré. Les yeux sont injectés, avec une légère nuance ictérique. La main est gonflée ainsi que le pouce. La nuit a été agitée : soubresauts, sentiment de distension dans la main. Je fais une forte saignée ; tilleul et chiendent, diète absolue ; même pansement que la veille. — Cérat, attelle, irrigation.

Le 12. Le pouls ne donne que 82 pulsations ; il est moins plein et moins fort ; la figure est peu colorée ; l'œil toujours un peu ictérique. La nuit a été moins agitée, sans douleur ni soubresauts. Le pouce est très-gonflé, un peu violacé autour de la plaie ; l'ongle bleuâtre. La phalangette est bien dans l'axe du pouce. Même pansement ; une pincée de poudre de quinquina sur la plaie ; continuation de l'irrigation nuit et jour ; tilleul et chiendent, 3 verres d'eau de Pullna, lavement dans la soirée.

Du 13 au 14, le gonflemént diminue un peu au pouce et à la main ; la plaie est rosée sauf à son angle d'écrasement ; l'ongle, moins bleuâtre, passe au jaune gris. — Bouillon de poulet ; bain au tilleul dans la soirée du 14, continuation de l'irrigation pendant la durée du bain.

Le 15. Rien de nouveau. — Même pansement, 2 bouillons.

Le 16. La petite attelle est supprimée. La phalangette reste immobile, sans tendance aucune au renversement ;

l'ongle est jaune pâle ; la plaie linéaire est rosée, excepté à son angle où quelques petits lambeaux de chairs écrasées sont sur le point de se détacher ; le pouce est moins gonflé, la main moins volumineuse, le malade fait quelques mouvements du pouce (non de la phalangette) qui lui sont aussitôt défendus. — 2 verres d'eau de Pullna, un potage dans la soirée ; même pansement, irrigation.

Le 17. Le faciès est bon ; la teinte ictérique de l'œil a disparu ; pouls régulier, à 72 pulsations ; peau fraîche, point de douleur dans la main ni le pouce. On cesse les irrigations. Le malade demande à se lever. — Bain de tilleul ; potage, repos.

Le 18. Le malade est levé ; il demande à faire une promenade qui lui est refusée. — Pansement avec vin aromatique ; potage, aile de poulet, eau rougie.

Le 20. La plaie est cicatrisée, sauf le point où l'écrasement avait eu lieu. Le malade reprend son régime habituel.

Le 22. Le mieux continue : les forces reviennent ; sur un seul point la plaie n'est pas encore cicatrisée. Le malade sort en portant son bras en écharpe. — Bain de tilleul tous les deux jours.

Le 25, la plaie est entièrement cicatrisée. Le gonflement du pouce a diminué beaucoup ; mais ce doigt est plus court et reste plus volumineux que celui de la main gauche.

Quinze jours ont suffi pour opérer la guérison complète de cette luxation compliquée de plaie par écrasement et déchirure, et ayant nécessité la résection de la première phalange du pouce.

Dans cette guérison rapide il faut faire une large part

à l'excellente constitution du blessé ; mais il faut aussi reconnaître que c'est à la sévérité et à l'énergie du traitement que nous avons dû l'absence de tout accident, je dirai même l'absence de toute trace d'inflammation.

Dans l'observation qui précède, la luxation a été opérée à la suite de l'écrasement, de la déchirure et de l'arrachement, des ligaments, de la capsule, du tendon du fléchisseur et de la peau. C'est sous l'influence de la compression de ces tissus, entre l'extrémité inférieure de la première phalange du pouce supportant tout le poids du corps, et un sol dur sur lequel la phalangette trouve un point d'appui, qu'a été opérée cette luxation, à la suite de ce mouvement instinctif qui, pendant la chute, porta la main droite en arrière et en dehors, comme pour la jeter au-devant du sol et protéger ainsi et le corps et la tête.

Cette luxation en arrière de la phalangette du pouce, compliquée de plaie, s'est produite en trois temps que l'on peut considérer comme isochrones, tellement la rapidité, avec laquelle ils se sont succédé, échappe elle-même à toute appréciation.

Dans le premier temps : au contact du sol la phalangette est renversée en arrière ; elle forme un angle droit avec la première phalange ; dans cette position la phalangette représente l'extrémité tronquée d'une colonne dont le véritable sommet se trouve alors formé par la première phalange. Les tissus de la face palmaire du pouce sont très-distendus, ceux de la face dorsale fortement plissés.

Dans le second temps, la première phalange forme

l'extrémité d'une pyramide dont le sommet dirigé en bas, prend son point d'appui, par une surface étroite, sur les tissus qui unissent la première phalange à la phalangette du côté de la face palmaire. Mais, ne trouvant pas, dans ces tissus, un point d'appui capable de résister au poids du corps, décuplé par la hauteur et par la vitesse de la chute, la première phalange glisse au devant de la surface articulaire de la phalangette. La capsule est tiraillée, les ligaments latéraux se distendent ; ils suivent la direction que leur imprime la phalange dans son mouvement descendant ; de verticaux ils deviennent horizontaux, puis obliques lorsque les condyles de la phalange passent au-dessous de l'axe transversal de la facette articulaire de la phalangette. Là, supportant seuls le poids du corps, ils sont arrachés aux tubérosités, sous la pression énorme qu'ils supportent. La capsule se déchire ; les condyles de la phalange, appuyés sur le tendon du fléchisseur, le refoulent en bas et broient la peau à travers l'épaisseur même de ce tendon. Distendu outre mesure, le tendon est arraché à la phalangette. Le muscle fléchisseur, violemment contracté, tire à lui son tendon qui glisse sur les condyles qu'il abandonne au contact de la peau broyée. Les condyles de la phalange déchirent encore cette membrane, et se précipitent au travers de la plaie pour continuer leur mouvement de projection, de haut en bas, jusqu'au moment où la paume de la main et les doigts, cessant de faire ressort, s'affaissent, et que le corps, allongé sur le sol, décharge ainsi le membre supérieur et le pouce du poids qui pesait sur eux.

Dans le troisième temps, il se passe un fait qui acquiert le plus haut degré d'importance au point de vue de la réduction : à peine le tendon du fléchisseur est-il déchiré, et la tête de la première phalange hors de la plaie, que la lèvre supérieure de la plaie cutanée distendue par la première phalange, forme, autour du col de cet os, le centre d'un arc dont les extrémités sont aussi fortement tendues par la phalangette luxée. La lèvre supérieure de la plaie, à l'instar d'une cravate vivante, exerce une pression si puissante sur le col de l'os hernié, qu'elle maintient entre elle et cet os, les lambeaux arrachés du tendon du muscle fléchisseur, malgré la puissance et la force de contraction de ce muscle.

La luxation en arrière est ici bien complète, car la phalangette se trouve repoussée jusque sur le tiers moyen de la face dorsale de la première phalange. Le tendon du long extenseur, devenu trop long par suite du raccourcissement de l'espace compris entre la base de la phalangette et l'extrémité supérieure de la première phalange, forme de légères ondulations sur le dos de cette première phalange. Ces ondulations se traduisent à l'extérieur par de légères bosselures entre la phalangette et l'expansion aponévrotique du long extenseur qui se détache du tendon de ce muscle pour renforcer la capsule de l'articulation métacarpo-phalangienne. Cette expansion limite le jeu du tendon du long extenseur et s'oppose à la transmission du mouvement jusqu'à la phalangette, chaque fois que celle-ci est luxée en arrière ou qu'après la résection de la première phalange, la portion digitale du tendon excède en longueur l'étendue de l'espace compris entre l'aponévrose d'expansion et la base de la phalangette.

Ainsi, dans la luxation en arrière, simple, de la phalangette du pouce , *ce sont les ligaments latéraux* qui font obstacle à la réduction, tandis que, dans la luxation en arrière avec plaie, déchirure des ligaments, de la capsule et du tendon fléchisseur , *la lèvre supérieure de la plaie cutanée forme seule l'obstacle qui rend la réduction si difficile , ou impossible.* Cela prouvé, n'est-on pas autorisé à conclure, ainsi que nous l'avons fait plus haut, *que la section des ligaments latéraux,* dans la première forme de luxation en arrière, ou luxation simple , *de même que le débridement,* dans la seconde forme de luxation, ou luxation en arrière avec plaie, deviennnent les seuls moyens rationnels à employer ?

Remarques.

Est-ce à la rapidité avec laquelle la luxation a été produite qu'il faut attribuer l'absence de toute douleur ? Est-ce à une commotion momentanée ?

Le malade va répondre lui-même à ces questions. Voici ses propres paroles : — « Je n'ai ressenti aucune douleur au moment de la chute ou immédiatement après ; je me suis relevé aussitôt, j'ai ramassé mon chapeau qui avait roulé à plusieurs mètres de moi. Alors seulement j'ai *vu* que mon pouce était brisé. Un quart d'heure plus tard, les secousses imprimées par le cheval, devenant très-douloureuses, j'ai été obligé de faire plusieurs kilomètres à pied. » — C'est donc ici, comme

dans les plaies par armes à feu, à la rapidité de la
déchirure des tissus qu'est due l'absence de douleur.

Un fait digne de remarque, c'est la déchirure du tendon du fléchisseur à son insertion à la phalangette, et
la rupture des ligaments latéraux, ainsi que de la capsule, à leurs points d'insertion à la première phalange.
Cette différence entre les lieux d'arrachement est-elle
due et correspond-elle à une disposition anatomique
de laquelle il résulterait que l'adhérence des ligaments
et de la capsule serait moins forte aux tubérosités et au
col de la première phalange; tandis que le tendon du
muscle fléchisseur présenterait moins de résistance à
son insertion à la phalangette, que de force de cohé-
sion dans la continuité de ses fibres?

Ce n'est point une déchirure que les ligaments et la
capsule, de même que le tendon fléchisseur, ont subie;
c'est un véritable arrachement opéré, par la force productrice de la luxation, sur les points où cette force s'est
exercée le plus perpendiculairement à la ligne d'insertion de ces fibres, soit à la phalangette, soit à la phalange.

Si dans la résection j'ai cru devoir imprimer à la
section de l'os un certain degré d'obliquité de haut en
bas et d'avant en arrière, mon intention a été de donner
plus de force au doigt, et de mettre obstacle au renversement de la phalangette, par suite des fréquentes
pressions exercées par le pouce sur tous les corps que
la main saisit.

Voici les renseignements que j'ai reçus du blessé, en

date du 12 décembre 1871, six mois et demi après sa
guérison :

« Mon doigt est aussi sensible qu'il l'était avant l'acci-
« dent. Je ne puis faire aucun mouvement de l'extrémité
« du doigt, il y a ankylose ; mais je ne ressens aucune
« douleur ni dans le doigt, ni dans la main. Je puis me
« livrer à toutes sortes de travaux pénibles sans que cette
« main se fatigue plus promptement que l'autre. Je crains
« cependant davantage le froid au pouce droit qu'aux
« autres doigts. »

Paris. A. PARENT, imprimeur de la Faculté de Médecine, rue M^r-le-Prince, 31.

A. PARENT, imprimeur de la Faculté de Médecine, rue M.-le-Prince, 31.